AF311434

L'INDICANURIE

L'INDICANURIE DANS LES FRACTURES

PAR

Le Dr H. GILLET

Médecin du service des maladies des Enfants à la Policlinique
de Paris.

Extrait des *Annales de la Policlinique de Paris*

OCTOBRE 1893

PARIS

Publications de la POLICLINIQUE DE PARIS

4, RUE ANTOINE-DUBOIS, 4

1893

REMARQUES

SUR

L'INDICANURIE

L'INDICANURIE DANS LES FRACTURES

PAR

Le Docteur H. GILLET

Médecin du service des maladies des Enfants à la Policlinique de Paris.

Il n'est pas de science médicale qui ait donné lieu à plus d'affirmations contradictoires que l'urologie. Cette fluctuation d'opinions contribue beaucoup à nuire aux applications de la chimie à la clinique, au grand détriment de cette dernière. Toutes rigoureuses, toutes mathématiques qu'elles soient, les données chimiques, si elles sont par leur exactitude même incapables de nous tromper sur la réalité du résultat matériel, ne nous apportent en elles-mêmes aucune notion qui puisse nous guider dans l'interprétation du phénomène. Aussi cette interprétation a bien des chances de ne pas être exacte, si l'on ne discute pas le pour et le contre, avant de s'arrêter à une opinion. Si une preuve était à donner, on la trouverait dans le rôle qu'on a voulu faire jouer à la présence anormale de l'indican comme signe pathognomonique de telle ou telle maladie. A la suite de chaque travail d'un auteur qui annonce la recherche de l'indoxyl-sulfate comme couronnée constamment de succès dans une affection donnée, apparaît un autre travail d'un autre auteur qui montre que l'opinion du prédécesseur est exagérée, et que l'indicanurie ne peut en rien servir comme signe diagnostique différentiel.

Le fait vient de se produire encore tout récemment,

Tandis que M. Hochsinger (1), puis M. Kahane (2) affirment qu'il y a toujours une certaine quantité d'indican dans l'urine chez tout nourrisson atteint de tuberculose quelle que soit sa localisation, et qu'ils en font un important signe diagnostique (recht wichtiges diagnostische Merkmal), M. W. Steffen (3) et M. Voute (4) constatent, dans leur étude de contrôle, que la réaction caractéristique de l'indican existe bien, mais, loin d'être constante, ne s'est révélée que dans un seul quart des examens, dans l'urine des nourrissons tuberculeux. Il y a flagrant désaccord entre les deux camps. Le premier est tombé sur une série. En science biologie, la série, c'est l'ennemi.

Il n'en faut pas plus pour discréditer, aux yeux du plus grand nombre la chimie, qui est appelée cependant à jouer un grand rôle de plus en plus important comme science médicale.

La question de l'indicanurie a besoin d'être remise au point. Ce n'est pas du premier coup qu'on y arrivera ; mais on peut tenter de poser quelques jalons.

Un fait reste acquis, l'absence d'indican dans l'urine du nouveau-né, qui n'a pris encore aucune nourriture (5), son méconium est aussi aseptique.

Chez le nourrisson au sein, malgré le développement dans son intestin du bacterium lactis aërogenes et du bacterium coli commune, même absence du chromogène du bleu urinaire (6).

(1) *Hochsinger*. Ueber Indicanurie im Saeuglingsalter (*Naturforscher-Versammlung*, 1890 (Bremen), et *Wiener medizinische Presse*, 1890, n°° 40 et 45).

(2) *Max Kahane*. Ueber das Verhalten des Indicans bei der Tuberculose des Kindesalters. (*Beitraege für Kinderheilkunde*. N. F. (1). Franz Deuticke. Leipzig u. Wien, 1892.)

(3) W. *Steffen*. Beitraege zu Indican Ausscheidungen bei Kindern. *Jahrbuch für Kinderheilkunde und physische Erziehung*. Neue Folge, B. XXXIV. H. 1, p. 18 et suivantes.

(4) *Voute* (d'Amsterdam). Quelques remarques sur la coïncidence de l'indicanurie et la tuberculose chez les enfants. (*Revue mensuelle des maladies de l'enfance*, février 1893, p. 49.)

(5) *Escherich*. Darmbakterien des Neugeborenen und des Saeuglings (*Fortschritte der Medecin*, 1885, n° 5.)

(6) *Senator. Maly's Jahresbericht*, t. IX, p. 190.
Hochsinger, loc. cit.
W. *Steffen*, loc. cit., p. 93.

Du reste, l'affirmation sans restriction de M. Hochsinger paraissait déjà a priori un peu surprenante, surtout pour nous qui en France, depuis Gubler et le travail de M. Alb. Robin (1), sommes habitués à voir dans la présence de l'indican urinaire, un signe diagnostique différentiel entre la tuberculose aiguë et la fièvre typhoïde en faveur de cette dernière.

L'indicanurie semble si peu avoir une valeur séméiologique aussi restreinte que nous la rencontrons dans des états pathologiques variés, dont voici la liste, empruntée au savant article de M. le Dr Danlos, dans le *Dictionnaire de médecine pratique* (2).

Affections intestinales :

Choléras, asiatique ou nostras.

Fièvre typhoïde (Alb. Robin).

Entérites diverses et tous les états diarrhéiques en général.

Obstruction intestinale, surtout lorque celle-ci siège sur l'intestin grêle.

Autres affections :

Néphrites.

Myélites, atrophie musculaire progressive.

Chlorose, anémie pernicieuse.

Maladie d'Addison.

Arsenicisme.

Saturnisme.

Trichinose.

Péritonite.

Carcinome du foie, de l'estomac.

L'indicanurie se produit aussi à la suite de l'ingestion des substances suivantes :

Essence de térébenthine.

Noix vomique.

Essence d'amande amère.

A cette nomenclature déjà suffisamment chargée, il faut ajouter la tuberculose que nous mentionnons au dé-

___

(1) *Alb. Robin.* Urologie de la fièvre typhoïde. (*Th. de Paris*, 1877.)

(2) Dictionnaire pratique de médecine, 1885. (J.-B. Baillière et fils, édit.), article Urine.

but de ce travail. Il faut aussi y joindre la scarlatine, dans laquelle l'indicanurie serait suffisamment fréquente, mais pas assez constante cependant, comme le voudrait M. Apey (1), pour compter dans les symptômes de la maladie.

Pendant notre internat à l'hospice des Enfants-Assistés en 1887, dans le service de notre excellent maître le Dʳ A. Sevestre, nous avons maintes fois fait la constatation de l'indicanurie chez nos petits scarlatineux, sans penser trouver dans la réaction un appoint au diagnostic.

Récemment, M. Keilmann (2) a voulu voir dans la réaction du bleu urinaire une manière de mettre sur la piste des suppurations cachées.

L'indol peut en effet provenir aussi bien de la fermentation des albuminoïdes qui se fait dans l'intestin que de celle qui a lieu dans les tissus. On pourrait même dire qu'il est *fonction d'infection* d'où qu'elle vienne.

L'indol, C^8H^7Az, résorbé, se combine dans l'organisme avec le radical monoatomique hydroxylique OH pour former l'indoxyle, C^8H^6AzOH, corps peu stable, qui constitue avec les sulfates l'indoxylsulfate de potasse ou de soude ou indican :

$$SO^2 \begin{cases} O.C^8H^6Az \\ O.K \end{cases} \text{ou } C^8H^6Az, SO^4K.$$

L'indican chauffé avec un acide minéral étendu, l'acide chlorhydrique par exemple, régénère l'indoxyle CH AzOH.

$$SO^2 \begin{cases} O.C^8H^6Az \\ O.K \end{cases} + H^2O = C^8H^6Az. OH + SO^2 \begin{cases} OH \\ OK \end{cases}$$

Si l'action oxydante de l'acide se prolonge et est soutenue par l'adjonction d'un corps également oxydant (perchlorure de fer en solution acide, permanganate de potasse à 1/2 %, eau chlorée, hypochlorite de chaux, l'acide azotique, etc.), l'indoxyle passe à l'état d'indigo.

(1) *Apey* (de Constantinople). L'uroglaucine dans la scarlatine. (Académie de médecine, 8 décembre 1885.)

(2) Keilmann : Uber diagnostische Verwerthbarkeit der Indicanurie. (*Rundschau fur Interessen der Pharmacie*, 1893, nᵒ 24.)

Mais un excès de ces derniers corps décolore aussi l'indigo.

$$2(C^8H^6Az. OH.) + O^2 = C^{16}H^{10}Az\ ^2O^2 + 2H^2O.$$

C'est sur la réaction bleue qu'on se base pour faire la recherche.

A 10 c. c. environ d'urine, on ajoute même quantité d'acide chlorhydrique fumant et quelques gouttes d'une solution de permanganate de potasse, on chauffe légèrement et on agite.

On verse environ 1 c. c. de chloroforme, préférablement à l'éther, et on retourne plusieurs fois le tube.

S'il y a de l'indican, le chloroforme prend une couleur bleu indigo, d'autant plus intense qu'il y a plus de chromogène.

Pour faire le dosage quantitatif, M. Keilmann propose d'ajouter, au lieu de permanganate, une solution d'hypochlorite de calcium à 5 %, fraîchement préparée, jusqu'à coloration maximum, puis de continuer à verser cette même solution, goutte à goutte, jusqu'à décoloration. En prenant seulement 3 c. c. d'urine et 3 c. c. d'acide chlorhydrique, il faut en général 4 à 7 gouttes de la solution d'hypochlorite pour décolorer une urine normale (?), au delà il y a augmentation.

Lorsqu'on recherche systématiquement l'indican, on en rencontre dans des circonstances où on ne s'attendait guère d'en trouver, par exemple dans les fractures.

A la suite d'un travail d'un auteur allemand, publié en 1885 et qui annonçait la fréquence de l'indicanurie dans les fractures, j'ai voulu me rendre compte du bien fondé de cette assertion. J'ai donc fait la recherche de l'indican dans un certain nombre de cas de fractures, sans opérer aucune sélection, prenant au fur et à mesure chaque fracturé qui entrait à l'hôpital, au hasard de la clinique.

Voici les résultats trouvés, que je reproduis d'après les notes recueillies à cette époque :

Obs. I.

M., Salle Montyon, n° 5, Hôpital Tenon, service du Dr P. Gillette, chirurgien des hôpitaux de Paris.

*Chute du 3e. Fracture de l'Olécrâne à trois fragments,
fracture de la crête iliaque.*

URINE

13 Août. indican.
14 — indican en grande quantité.
15 — id.
16 — indican.
17 — id.
18 — id.
19 — indican, quantité modérée.
20 — indican.
21 — id.
23 — pas d'indican.
24 — douteux.
25 — id.
26 — indican peu.
27 — douteux.
28 — id.
29 — id.
30 — pas d'indican.
1er Sept. indican en assez grande quantité.
2 — indican.
3 — id.
4 — id.
5 — pas d'Indican.
6 — id.
8 — id.
9 — id.
10 — douteux.
11 — pas d'indican.
15 — indican.
16 — indican en grande quantité.
17 — indican.   Id.

Obs II.

Jul... Vict..., 54 ans, sculpteur sur bois, salle Montyon,
n° 25, hôpital Tenon, service du Dr P. Gillette.

*Fracture bimalléolaire (arrachement de la malléole tibiale,
fracture de la péronière).*

Le 16, chute sous la charge d'une porte d'armoire, glissade
avec des galoches ; marche cependant possible jusqu'à une
pharmacie.

Crépitation 5 c. au-dessus de la malléole externe : douleur intense à la pointe de la malléole interne. Ecchymose des deux côtés.

URINE

19 Août indican.
20 — indican en bien plus grande quantité. Appareil plâtré.
21 — id.
22 — id.
24 — id.
25 — id.
26 — id.
27 — id. un peu moins.
28 — id. traces seulement.
29 — id.
31 — id.
1er Sept. pas d'Indican.
2 — pas —
3 — pas —
4 — bleu foncé.
5 — id
7 — pas.
9 — bleu, beaucoup.
10 — id.
11 — id. un peu moins.
12 — id.
13 — id.
14 — id.
15 — id.
16 — id.
17 — id.
18 — indican.
19 — peu.
20 — plus qu'hier.
21 — un peu.
23 — bleu.
24 — bleu, peu.
25 — bleu.
26 — bleu assez foncé.
27 — pas.
28 — pas.
29 — pas.
30 — pas.

1er Oct. indican
2 — id.
3 — id.
5 — pas.
6 — pas.

Obs. III.

M., salle Montyon, n° 9, hôpital Tenon, service du Dr P. Gillette.

Fracture du tibia inférieur de la jambe.

19 Août indican.
20 — id. moins, appareil plâtré.
21 — pas. Uroérythrine.
22 — pas. id.
24 — bleu léger.
25 — pas d'indican.
26 — bleu.
27 — Id. clair.
28 — bleu.
29 — bleu.
31 — bleu.
1er Sept. bleu.
2 — id.
3 — un peu d'indican.
4 — à peine d'indican.
5 — un peu.
7 — pas d'indican.
9 — bleu.
10 — pas d'indican.
11 — un peu.
12 — pas d'Indican.
13 — très peu.
14 — id.
15 - id.
16 — id.
17 — id.
18 — bleu, assez.
19 — pas.
20 — bleu.
21 — bleu.
23 — bleu peu.
24 — bleu.

25 Sept. bleu.
26 — douteux.
27 — pas d'indican.
28 — pas.
29 — pas.
30 — pas.
1er Oct. bleu.
2 — bleu.
3 — des traces d'indican.
4 — pas d'indican.
5 — pas d'indican.
6 — pas.
Sort en bon état de consolidation.

Obs. IV.

Der.... Arthur, 32 ans, argenteur, salle Seymour, n° 19, Hôpital Tenon, service du Dr P. Gillette.

Fracture directe du radius un peu au-dessus de sa partie moyenne.

22 Août. Coup de pierre sur l'avant-bras, essaie de travailler, mais douleur et enflure.
27 — Sent des craquements.
29 — Entre à l'hôpital, œdème de tout l'avant-bras, douleur, crépitation.

URINE

31 Août bleu.
1er Sept. bleu.
2 — id.
3 — pas d'indican.
4 — bleu.
5 — indican, peu.
7 — pas.
9 — bleu.
10 — id.
11 — id.
12 — id.
13 — très peu d'indican.
14 — id.
15 — id.
16 — id.

19 Sept. bleu.
20 — bleu.
21 — bleu, on retire l'appareil, cal gros, un peu de défor-
mation, déviation en dehors.
23 — bleu.
24 — bleu.
25 — indican, quantité notable.
26 — id.
27 — bleu.
28 — pas d'indican.
29 — pas d'indican.
Part à Vincennes.

Obs. V.

Fracture du péroné.

M., n° 2, salle Dupuytren.

URINE
16 Sept. bleu.
17 — id.

Obs. VI.

M., Salle Seymour, N° 7. Hôpital Tenon, service du Dr Paul
Gillette.

Fracture bimalléolaire.

URINE.
15 Oct. indican.
16 — id.
17 — id.

Obs. VII.

M., n° 20. Salle Seymour.

Fracture bimalléolaire.

URINE.
15 Oct. bleu.
16 — bleu.
17 — bleu.

Obs. VIII.

M., Salle Dupuytren, n° 3.

Fracture du péroné, luxation.

URINE.
21 Déc. un peu d'indican.

Obs. IX

M., Salle Montyon, n° 1.

Fracture du péroné.

URINE

21 Déc. indican, quantité notable.
22 — id.

Obs. X

M., Salle Montyon, N° 5.

Fracture bimalléolaire.

URINE

21 Déc. indican, quantité modérée.
22 — id.

Obs. XI:

M., Salle Seymour, N° 5.

*Fracture de l'omoplate, contusions multiples. Chute dans
un puits.*

URINE

21 Déc. indican en grande quantité.
22 — indican, peu.

La lecture des observations précédentes nous montre
que chez les gens atteints de fractures simples, non compli-
quées de plaie, même dans les cas légers, comme la fracture du péroné, l'analyse urologique décèle une quantité
variable, mais toujours manifeste, quelquefois abondante,
d'indican.

Cette production d'indican semble constante dans les
premiers jours qui suivent le traumatisme ; elle se conti-
nue parfois pendant tout le cours de la réparation, avec
des augmentations ou des diminutions, avec des absen-
ces momentanées.

Elle peut encore exister au moment de la consolidation, quand le malade quitte l'hôpital, après l'ablation de
l'appareil.

Cette quasi-constance prolongée de l'indicanurie va-t-
elle nous faire dire que l'indicanurie doit compter comme

un signe pathognomonique de fracture ? Je crois que ce serait là une grande exagération, probablement une faute de logique, *post hoc ergo propter hoc*. Cependant, le fait matériel est là, palpable ; comment l'expliquer ? D'apparence simple au premier abord, l'interprétation de l'indicanurie dans la fracture n'apparaît pas si claire en seconde réflexion.

Doit-on la mettre sur le compte du traumatisme en tant que choc nerveux ? Si l'on n'obtenait la réaction du bleu que dans les premiers moments ou les premiers jours qui suivent l'accident, l'explication s'accepterait. Admettons même que l'indicanurie du début ressortisse à cette origine ; mais comment comprendre la présence de l'indican dans le cours de la réparation ou vers la fin de la consolidation ? Par le processus réparateur en lui-même ? Possible ; mais l'évidence ne s'impose pas.

Par la constipation inhérente au long séjour au lit ? Probablement bien ; mais le jour même de l'accident, le premier jour de l'alitement, la constipation n'a rien à faire. On voit, qu'en fin de compte, si le fait même de l'indicanurie ne peut se nier, la solution du problème pathogénique ne semble pas aboutir à une affirmation sans restriction.

De toutes ces constatations, que conclure ?

Que l'indicanurie n'est qu'un fait banal, commun à une foule d'affections. Peut-être pas tout à fait. Mais, en tout cas, nous ne sommes pas encore en mesure de déterminer exactement la signification précise du symptôme urologique ; nous n'en avons pas encore la clef ; car, je ne publie dans cette note que ce qui a trait aux fractures, pour limiter le sujet, mais j'aurais bien d'autres faits à signaler où le lien entre l'indicanurie n'apparaît pas très nettement.

Que dans l'organisme à l'état physiologique l'indican ne soit qu'à l'état de trace, voilà un premier fait.

Que l'indicanurie, quelquefois notable, se montre à l'état pathologique, voici un autre fait. Mais au delà,

Adhuc sub judice lis est.

H. GILLET.

Bibliographie de l'Indican.

Masson (M. F.). *Th. Paris* et *Arch. de physiol.*, 1874, n° 6.
Des matières colorantes du genre indigo (dérivées de l'indol et non d'oxindol, etc.)

Mehu (C.) *Annal. des mal. génito-ur.*, 1882-83. Sur l'extract.
des matières colorantes bleues. (*J. de pharm. et de chim.*,
août 1878, 4ᵉ série, t. XXVIII, et *Bull. Acad. méd.*, 25 juin
1878, méthode générale.)

Francis Sutton. Manuel systématique d'analyse chimique
volumétrique. (Traduct. Mehu, G. Masson, édit.)

Masson. Les matières colorantes et albuminoïdes de l'urine.
(*Assoc. fr. p. l'avanc. des sciences*, 1880, IX, page 414-19.)

A. Bianchi. Di un nuovo metodo per la ricerca della sostanza
indicogena dell' orine. (*Riv. clin. e terap. Napoli*, 1884,
vi, 411-16.)

C. Mehu. Sur l'extraction des matières colorantes des urines
bleues. (*Annales des organes génito-urinaires*, 1882-83 I,
41-46. *J. pharm. et chimie*, 1883, 5, VII, 122-26.)

G. Hoppe Seiler. Beitrag zur Kenntnis der Indigo-bildenden
Substanz im Harn und der künst. Diab. mell. (*Zeitsch. f.
phys. Chem.*, Strasbourg 1882-83, VII, 403-26.)

Alexis Stephan. Ueber Indican. (*Thèse Halle-a-S.* 1881, R.
Nielschwan, 31, p. 250.)

A. Robin. Des urines bleues. (*Soc. biol.*, 1879, p. 868.)

R. Saundby. Note on the presence of indican in the urine.
(*Med. Tim. and Gaz.*, 1882, II, page 210.)

Apey (de Constantinople). L'uroglaucine dans la scarlatine.
(*Acad. méd.*, 1885, 8 décembre.)

Clermont (Oise). — Imp. Daix frères.